CONTRIBUTION A L'ÉTUDE

DE LA

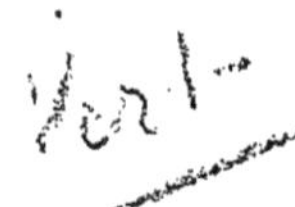

MÉNINGITE TUBERCULEUSE

DE L'ADULTE

PAR

A. JUVIGNY

Docteur en médecine de la Faculté de Paris.

PARIS

IMPRIMERIE DE LA FACULTÉ DE MÉDECINE

A. DAVY, Successeur de A. Parent

52, rue Madame et rue Corneille, 3

1886

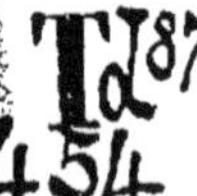

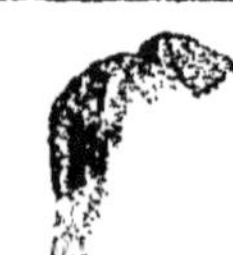

CONTRIBUTION A L'ÉTUDE

DE LA

MÉNINGITE TUBERCULEUSE

DE L'ADULTE

PAR

A. JUVIGNY
Docteur en médecine de la Faculté de Paris.

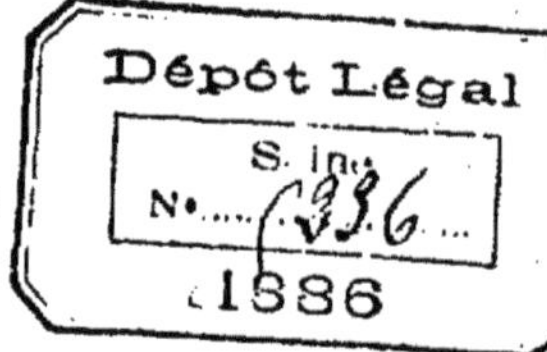

PARIS
IMPRIMERIE DE LA FACULTÉ DE MÉDECINE
A. DAVY, Successeur de A. Parent
52, rue Madame et rue Corneille, 3

1886

A LA MÉMOIRE

DE MON PÈRE ET DE MA MÈRE

A MES PARENTS

A MES AMIS

A MON PRÉSIDENT DE THÈSE

M. PROUST

Professeur d'hygiène à la Faculté de médecine.
Médecin de l'hôpital Lariboisière.
Inspecteur général des services sanitaires.
Membre de l'Académie de médecine.
Officier de la Légion d'honneur.

A MON EXCELLENT MAITRE

M. LE DOCTEUR RAYMOND

Professeur agrégé à la Faculté de médecine.
Médecin de l'hôpital Saint-Antoine.

A MON BEAU-FRÈRE

M. LE DOCTEUR CORTÉ

A La Charité-sur-Loire (Nièvre).

CONTRIBUTION A L'ÉTUDE

DE LA

MÉNINGITE TUBERCULEUSE

DE L'ADULTE

INTRODUCTION

Si la méningite tuberculeuse de l'enfant a été minutieusement étudiée dans ses moindres détails; si ses symptômes, son évolution, l'anatomie et la physiologie pathologiques qui les commandent ont reçu une description complète, il n'en est pas ainsi chez l'adulte, et nous pensons que de longtemps encore on ne pourra terminer ce chapitre de la pathologie.

Tels sont à peu près les termes exacts par lesquels M. Chantemesse commence son étude sur la méningite tuberculeuse de l'adulte. Nous croyons pouvoir affirmer cependant que son travail inaugural restera pendant longtemps un type parfait de description de la maladie.

Nous n'avons que la prétention d'apporter quelques faits nouveaux pouvant servir soit à la confirmation des idées de M. Chantemesse et des auteurs qui l'ont précédé, soit à la mise en lumière de certaines particularités qui nous ont paru intéressantes.

Nous aurons surtout en vue dans notre travail la méningite tuberculeuse de l'adulte. Nous laisserons de côté, d'une façon absolue, tout ce qui pourrait avoir trait à la méningite de l'enfant. Enfin, nous parlerons incidemment de la méningite tuberculeuse du nouveau-né. Il nous a été donné d'en observer un cas que nous rapportons ici et le développement tout à fait anormal des symptômes, leur peu d'analogie avec ceux que présentent les enfants, nous a engagé à rapprocher au contraire cette observation de celles de l'adulte avec lesquelles elle nous a semblé offrir quelque ressemblance.

Toutes les observations inédites, que nous rapportons ici, ont été prises dans le service de notre excellent maître, le Dr Raymond, par M. Florand, interne du service. Le plus souvent nous avons pu nous-même assister à l'évolution de la maladie.

MM. Chantemesse, Jeanselme et Marcus ont eu la bonté de nous communiquer d'intéressantes observations. Nous les en remercions bien sincèrement.

Nous tenons surtout à adresser ici l'expression de notre vive reconnaissance à M. Raymond, qui nous a donné l'idée de ce travail et nous a permis de nous servir à notre gré des observations des malades de son service.

Enfin, nous témoignerons à M. le professeur Proust tous nos remerciements pour l'honneur qu'il nous a fait en acceptant la présidence de notre thèse.

DIVISION DU SUJET.

La première partie de notre thèse contient les observations, inédites ou autres, que nous avons cru devoir rapporter. Toutes sont postérieures à la thèse de M. Chantemesse, à laquelle nous renvoyons pour tout ce qui a trait aux observations antérieures et aux indications d'auteurs.

Les chapitres suivants sont consacrés à l'étude des symptômes et des lésions qu'ont présentés nos malades, aux difficultés du diagnostic de nos cas particuliers, au pronostic, aux causes et au traitement de la maladie.

OBSERVATIONS

Observation I (inédite).

Méningite tuberculeuse primitive. Céphalalgie. Attaque apoplectique. Hémiplégie droite avec aphasie. Coma. Mort.

Le nommé Louis B..., cocher, âgé de 23 ans, entre le 18 février 1886 dans le service du Dr Raymond, à l'hôpital Saint-Antoine, salle Marjolin, lit n. 3.

Il a été amené à l'hôpital dans un état semi-comateux. Il est dans l'impossibilité de parler et paralysé du côté droit.

D'après les renseignements que l'on peut avoir sur ses antécédents, il se plaignait depuis huit jours seulement de maux de tête d'une extrême violence. Jamais de maladie antérieure. C'est un homme robuste qui a des parents bien portants.

Il a des habitudes de boisson qui permettent de le considérer comme un alcoolique. Enfin à dix-huit ans, il aurait contracté la syphilis. Il est pour l'instant possesseur d'un écoulement blennorrhagique abondant.

Depuis huit jours, il est soigné chez lui pour un embarras gastrique.

Le 13 février, il a pris un vomitif.

Dans la nuit du 17 au 18, il est tombé de son lit sans connaissance. Lorsqu'il a été relevé, il était paralysé du côté droit et dans l'impossibilité de prononcer une parole.

Il est conduit à l'hôpital dans la journée du 18.

Le 19 au matin, il est encore dans un état semi-comateux. Il paraît ne pas pouvoir répondre aux questions qui lui sont posées, bien qu'il semble les comprendre. Il montre sa tête quand on lui demande où il souffre et la douleur paraît surtout violente à la partie postérieure. Il a un délire d'action assez violent, cherche constamment à sortir de son lit ou à écarter les personnes qui l'approchent. Il crie ou chante, mais sans articuler de mots.

Paralysie complète du bras droit, simple parésie de la jambe du même côté. Hyperesthésie très manifeste de tout le côté paralysé. Parésie faciale légère du côté gauche. Rien dans la poitrine.

Strabisme très accentué que l'on nous dit avoir toujours existé.

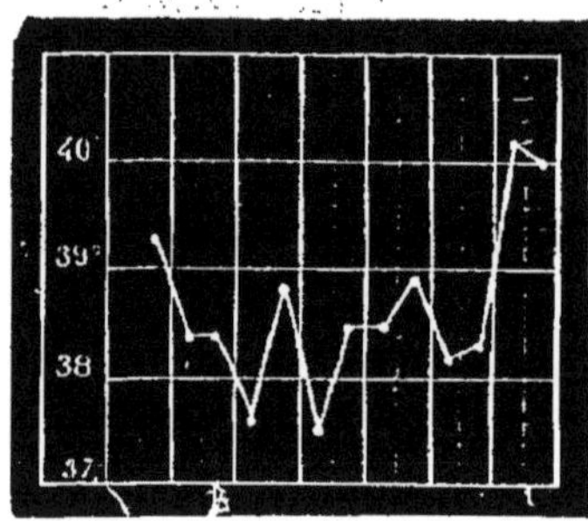

Bien qu'il n'existe pas de ganglions ni de traces d'accidents syphilitiques, M. Raymond pense à des accidents de nature spécifique et prescrit un traitement mixte : frictions et iodure de potassium.

20 février. La paralysie du bras est beaucoup moins accentuée. La jambe effectue presque tous les mouvements. Le côté est toujours hyperesthésié. Délire toujours violent de parole et d'action. Le malade ne répond aux questions qu'on lui adresse, que par un mot grossier.

Constipation opiniâtre. Pas de vomissements.

Le malade semble toujours souffrir beaucoup de la tête.

Le 22. La paralysie a presque complètement disparu. En excitant le malade à répondre aux questions qu'on lui adresse, on arrive, après plusieurs tentatives, à lui faire prononcer quelques mots sensés.

Délire moins violent. Céphalalgie toujours intense et exaspérée par les mouvements, quand on veut faire asseoir le malade; un peu de raideur des muscles du cou.

La constipation résiste aux lavements et aux purgatifs salins. On prescrit 20 grammes d'eau-de-vie allemande et la continuation du traitement spécifique.

Le 23. Il ne reste plus du côté de la motilité qu'une légère parésie de la face. La sensibilité est plus vive à droite.

Le malade est beaucoup plus calme. Il prononce même plus souvent des paroles sensées.

L'eau-de-vie allemande n'a produit aucun effet, bien qu'elle n'ait pas été vomie.

Signes de congestion pulmonaire. La respiration est rapide, sans arrêt sensible. Le pouls est fréquent. Le thermomètre marque 39°.

Raideur beaucoup plus marquée de la nuque.

M. Raymond, qui avait le premier jour nettement affirmé la syphilis, discute la question de tuberculose probable.

Le 24. La paralysie du bras a reparu. Hyperesthésie cutanée et musculaire très accentuée, surtout à droite.

Le malade est de nouveau dans un état semi-comateux. Sa respiration est fréquente, sa température à 40°, son pouls rapide. La langue est sèche, les pupilles dilatées. Le malade meurt dans la soirée.

Autopsie le 26 février.

Encéphale. — Rien de particulier sur la dure-mère. Les vaisseaux de la pie-mère sont très congestionnés. Cette membrane est épaissie. Sur toute la surface, exsudat verdâtre fibrino-purulent, sans localisation bien nette. Si on détache la pie-mère, légèrement adhérente à la surface des circonvolutions, on voit par transparence un semis de granulations tuberculeuses. Ces granulations grisâtres, demi-transparentes, se voient surtout sur le trajet des vaisseaux et principalement sur la sylvienne gauche et ses branches.

Les *poumons* sont très congestionnés. Le gauche présente des adhérences, surtout à la base. Pas de granulations visibles à l'œil nu.

Cœur mou, un peu flasque. Valvules saines.

Reins congestionnés ne présentant pas de granulations visibles.

Foie graisseux. La vésicule contient quelques calculs.

Réflexions. — Cette observation nous représente un type de méningite tuberculeuse primitive à forme apoplectique, suivi d'hémiplégie. Pas de prodromes bien nets. Les antécédents du malade, l'absence de tuberculose, la nature des accidents ont entraîné une erreur de diagnostic. Celle-ci aurait peut-être pu être évitée si, comme l'a fait observer M. Raymond dans la suite, on avait tenu plus grand compte de la variabilité ou même de la disparition au moins momentanée de l'hémiplégie.

La raideur des muscles du cou plaidait en faveur d'une hémorrhagie méningée survenant chez un alcoolique, aussi bien qu'en faveur de la tuberculose. Les antécédents de syphilis devaient certainement entrer en ligne de compte.

Enfin, il est intéressant de remarquer que le malade présentait une blennorrhagie à la période aiguë et que celle-ci a pu ne pas être étrangère au développement rapide des accidents.

Observation II (inédite).

Méningite tuberculeuse. Début par phénomènes d'embarras gastrique. Localisations tuberculeuses multiples.

Le nommé Eng..., garçon meunier, âgé de 35 ans, entre le 17 juin à la salle Magendie, lit n° 7, hôpital Saint-Antoine, service du Dr Raymond.

Rien de spécial à noter dans ses antécédents. Le malade n'est pas alcoolique. Il s'est toujours fort bien porté. Il est célibataire.

Pour la première fois de sa vie, le 10 juin, il s'est alité chez lui. Fatigue, courbature générale avec céphalée qui l'ont forcé à prendre le lit. Le médecin, appelé à le soigner, porté le diagnostic d'embarras gastrique et l'a adressé à l'hôpital le 17 juin, comme fièvre continue.

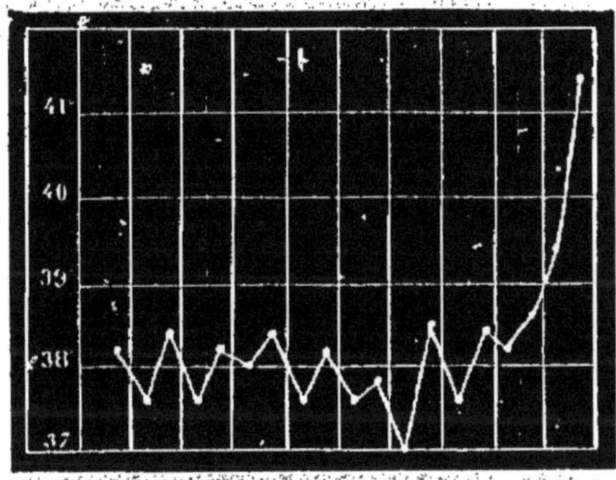

Il s'est d'ailleurs présenté lui-même à la consultation et a été reçu comme embarras gastrique, peut-être fièvre continue.

Le 18 juin, au matin, nous trouvons le malade dans l'état suivant : Langue saburrale. Pas d'appétit. Constipation sans ballonnement du ventre. Ventre douloureux à la pression un peu partout. Pas de vomissements.

Céphalalgie très accentuée. C'est le seul symptôme qu'accuse le malade qui est dans un état de somnolence presque continuel. Il répond lentement et péniblement aux questions.

Rien au cœur ni dans la poitrine. T. 38.

Rien de particulier jusqu'au 23 juin.

Le malade continue à se plaindre de la tête, mais peu. Il est jour et nuit dans le même état de somnolence. Dès le 22 juin, M. Raymond, qui avait cru à une fièvre continue légère, croit devoir porter un pronostic plus sévère. T. 38.

Le 23. On remarque pour la première fois une légère parésie de l'orbiculaire palpébral gauche. Rétrécissement très marqué de la pupille du même côté. En dehors de la somnolence et de la céphalée, aucun autre phénomène. M. Raymond n'hésite pas à penser, malgré l'absence de tout autre signe, à la possibilité d'une méningite tuberculeuse.

Le 24. Pour la première fois le malade a déliré toute la nuit. Délire de paroles, non érotique. Ce matin ses réponses sont encore plus lentes et plus difficiles. La parésie palpébrale est plus accentuée. Légère hyperesthésie cutanée et musculaire, surtout au niveau de l'abdomen.

Raie méningitique très accusée. Etat saburral. Pas de vomissements. Toujours forte constipation et ventre rétracté.

Signes de congestion pulmonaire. Respiration lente avec arrêts très nets durant plusieurs secondes. P. à 60. T. à 38.

Le soir, la somnolence est plus accusée. Un peu de raideur du membre supérieur droit.

Le 25. Somnolence continuelle avec subdelirium. Mâchonnement. Mouvements carphologiques. Raideur très prononcée du cou et de la nuque.

Le soir, secousses convulsives dans les membres supérieurs, surtout dans le bras droit. Les yeux sont généralement demi-clos. Le gauche s'ouvre beaucoup moins facilement. La face est un peu parésiée du côté gauche. Du côté des membres pas de paralysie appréciable.

Hyperesthésie beaucoup plus accentuée et beaucoup plus étendue, aussi bien superficielle que profonde. Raie méningitique toujours très accusée.

La constipation persiste. Le ventre est toujours rétracté.

La respiration est lente et avec temps d'arrêt. Le pouls est plus fréquent, 90 pouls T. 38,5.

Le malade ne cherche pas à se lever.

Le 26. Depuis hier au soir, la somnolence a été remplacée par un état semi-comateux. Le malade ne bouge plus. Il a quelques secousses dans les membres supérieurs. La paralysie faciale est beaucoup plus accentuée. L'hyperesthésie signalée persiste. La température est à 39,4 le matin, à 41,4 quelques heures avant sa mort, qui arrive le soir, dans le coma.

Autopsie le 28 juin. — Le *cerveau* présente toutes les altérations de la méningo-encéphalite tuberculeuse. Exsudat jaunâtre très abondant qui forme même une poche dans l'espace sous-arachnoïdien du côté droit, au niveau du point de séparation du lobe frontal et du lobe sphénoïdal. Les ventricules contiennent une assez grande quantité de sérosité de même nature. La pie-mère est fortement congestionnée, épaissie, opaline, un peu adhérente à la surface du cerveau. En écartant les lèvres de la scissure de Sylvius, on voit de chaque côté un semis de granulations grises, disséminées le long de la sylvienne et de ses branches, tantôt isolées, tantôt groupées et formant de petites masses. Les lésions tuberculeuses sont disséminées et ne sont pas plus abondantes là où nous avons signalé la confluence du liquide. L'adhérence est plus prononcée au niveau de la scissure de Sylvius. Le quatrième ventricule contient un peu de liquide qui vient former une petite ampoule au niveau du lobe médian du cervelet. Quelques rares granulations sur le tronc basilaire.

Rien dans la moelle ni dans ses enveloppes.

Cœur. — Rien d'anormal.

Poumons. — La plèvre droite est assez adhérente surtout au sommet. A ce niveau le poumon contient des traces de tuberculose ancienne et guérie. Ganglions bronchiques volumineux et durs au niveau du hile. Les deux poumons sont fortement congestionnés et on trouve à la coupe, en certains points des nids de granulations, récentes, affectant la forme de broncho-pneumonie.

Reins. — Assez volumineux. Se décortiquent assez facilement. Au premier abord ils paraissent sains. Si on les regarde avec plus d'attention on voit très nettement des granulations tuberculeuses à la périphérie, sous la capsule et dans la substance corticale.

L'examen histologique sera fait ultérieurement.

Foie. — Rouge congestionné, présente sous la capsule, dans la portion qui tapisse la face supérieure du lobe droit et la face inférieure du lobe gauche, une assez grande quantité de granulations tuberculeuses.

Rate. — Offre également à sa surface et à la coupe un semis de granulations paraissant récentes.

Cavité abdominale. — Rien dans l'intestin. Quelques granulations dans le mésentère.

Réflexions. — Le mode de début de l'affection a été particulièrement intéressant. On a pu croire pendant plusieurs jours à de l'embarras gastrique ou à une fièvre continue.

Il est à noter que le premier phénomène qui a permis de faire le diagnostic est la chute de la paupière supérieure.

Enfin on a retrouvé à la nécropsie le point de départ très net de la poussée tuberculeuse généralisée.

Il est difficile, impossible même dans ce cas de donner à la prédominance des accidents cérébraux une raison sérieuse. Le malade n'était ni alcoolique, ni cérébral.

On peut expliquer la prédominance des phénomènes convulsifs à droite, par l'abondance de l'épanchement du côté de l'hémisphère gauche.

Les lésions occupaient uniformément la convexité et la base des hémisphères.

Observation III (inédite).

(Due à l'obligeance du Dr Chantemesse.)

Méningite tuberculeuse primitive chez un alcoolique, prise au début pour un accès de delirium tremens.

Le nommé G..., âgé de 30 ans, entre à l'hôpital Saint-Antoine, salle Marjolin, lit n. 10, le 10 juin 1886 dans le service du Dr Chantemesse.

Pas de tuberculose dans ses antécédents. C'est un alcoolique avéré qui s'adonne surtout à l'absinthe. Depuis deux mois environ sa femme a remarqué des modifications dans son caractère. Il était triste, morose et très irritable, sans cependant abuser des boissons plus que de coutume.

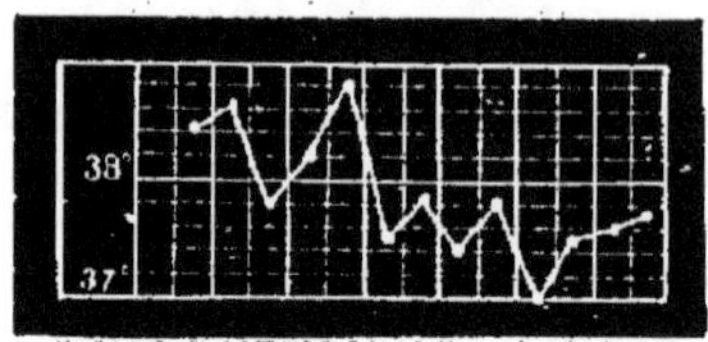

10 juin. Le malade est conduit à l'hôpital dans un état d'agitation extrême. Délire très violent de parole et d'action qui oblige à le camisoler.

Le 11. Le malade est toujours dans un état d'agitation extrême. Il répond aux questions qui lui sont posées, mais le plus souvent d'une d'une façon incohérente. Il accuse de violents maux de tête aussi bien en avant qu'en arrière. Trémulation de la langue et des mains. Pas de tremblement de la parole. Regard fixe, hébété. Légère hyperesthésie cutanée. Rien d'anormal à l'auscultation. Etat saburral. Pas d'appétit. Pas de vomissement. Constipation. T. 38,4.

Le Dr Chantemesse croit à de l'alcoolisme et prescrit trois cuillerées de sirop de strychnine.

Le 13. Le malade est dans un état de prostration complète. Il ne répond plus du tout aux questions qu'il semble ne pas comprendre. Plus de tremblement de la langue et des mains. A chaque instant, il pousse des cris brefs et plaintifs. De temps à autre, hallucinations de la vue. Il semble écarter de lui des objets ou des gens qui le gênent ou bien il pousse des cris de frayeur.

Raideur très marquée des muscles du cou et de la nuque.

Taches méningitiques très accusées.

Alimentation fort difficile. Pas de vomissements. Ventre déprimé. Constipation.

La force musculaire est conservée et égale des deux côtés.

La respiration a le type de Cheyne-Stokes. A l'auscultation, affaiblissement du murmure vésiculaire.

Pouls petit, lent, régulier.

Traitement : application sur la tête d'une vessie de glace. 8 gr. d'iodure de sodium.

M. Chantemesse, revenant sur sa première opinion, diagnostique une méningite de nature probablement tuberculeuse.

Le 12. Le délire persiste et revient même à la violence du premier jour. C'est un délire très érotique, et les paroles que répond le malade aux questions sont du même ordre. Il se gratte avec violence le scrotum ou se masturbe, ou bien tombe dans un état de somnolence demi-comateux.

Le 15. La situation est identique. La délire ne s'est modifié ni dans son intensité, ni dans sa forme. Aucun phénomène du côté de la sensibilité. Pouls lent.

Le 16. Pour la première fois les pupilles sont inégales. Dilatation du côté gauche. Le délire est toujours très violent, surtout pendant la nuit. Il appelle sa femme ou parle de sa profession. Dès qu'il est détaché, il cherche à se lever. Si on lui laisse un instant ses mains libres, il se masturbe. Sa respiration est entrecoupée par des hoquets. Dès qu'il ne délire plus, il tombe dans un état de prostration complète.

Pas de phénomènes de paralysie. Rien du côté de la sensibilité. Constipation. Incontinence d'urine.

Mort dans le coma à 3 heures du matin.

Autopsie le 18 juin. — *Plèvre* droite très adhérente. Tubercules de formation récente dans les deux poumons. Au sommet du poumon droit, quelques tubercules plus anciens.

Cerveau. — Méninges très congestionnées. Au niveau du chiasma, exsudat fibrino-purulent compact. Le long de la scissure de Sylvius, adhérences des deux bords. et granulations tuberculeuses très abondantes le long des vaisseaux.

Quatrième ventricule indemne sans liquide. Ventricules latéraux dilatés. Septum lucidum ramolli et déchiré. Parois ventriculaires molles, diffluentes, imbibées de liquide. Rien dans le bulbe ni dans la moelle.

Les autres organes ne présentent rien d'intéressant à noter.

Réflexions. — Nous trouvons dans cette observation des prodromes assez nets, un mode de début particulier par délire pouvant surtout se rattacher à l'alcoolisme. Ce fait anormal a même entraîné le premier jour une erreur de diagnostic de la part de M. Chantemesse qui cependant connaît la méningite tuberculeuse de l'adulte dans ses moindres particularités.

La raideur des membres, du cou et de la nuque et la forme érotique du délire sont les premiers symptômes qui ont attiré son attention et lui ont permis de revenir sur son premier diagnostic.

Observation IV (inédite).

(Due à l'obligeance de M. Marcus).

Méningite tuberculeuse prise pour une fièvre typhoïde ou peut-être consécutive à cette maladie

Le nommé C..., âgé de 23 ans, soldat au 113e de ligne,

entre à l'hôpital Saint-Martin, dans le service de M. Sorel, le 6 octobre 1885. Il est malade à l'infirmerie depuis quelques jours. Etat gastrique, fièvre, diarrhée.

Le jour de son entrée, céphalée, ballonnement du ventre, diarrhée, un peu de délire, taches rosées lenticulaires (?).

On le soigne comme fièvre continue légère et le 18 octobre, on le considère comme convalescent, et on commence à l'alimenter.

Le 25 octobre, léger frisson avec nouvelle élévation de température, 39,8.

Du 26 octobre au 2 novembre un peu de somnolence avec délire surtout nocturne, sans rien autre de particulier, de sorte que l'on songe à une rechute.

2 novembre. Vomissements. Inégalité pupillaire. Aphasie. Hémiparésie droite portant également sur la face. Incontinence d'urine.

Le 3. L'aphasie et l'hémiparésie ont disparu. Les pupilles sont toujours inégales.

Du 3 au 5. Céphalée intense. Vomissements bilieux. Pendant la nuit, agitation extrême avec cris.

Le 6. Le malade tombe dans un état semi comateux et ne répond plus aux questions.

Le 8. La connaissance est en partie revenue. Le malade se plaint constamment de sa tête. Strabisme léger. Pouls petit, fréquent.

Raideur très prononcée du cou et de la nuque. Mort à 5 heures du soir.

Autopsie. — *Cerveau.* — Méninges très congestionnées. Granulations tuberculeuses très abondantes surtout au niveau de la scissure de Sylvius du côté gauche.

Exsudat fibrino-purulent assez abondant.

Poumons. — Adhérences pleurales. Foyer caséeux au sommet du poumon droit.

Intestin. — Il présente quelques taches ardoisées et des traces d'ulcérations cicatrisées. Ces pièces examinées au laboratoire de Clamart ont été considérées comme n'étant pas du tout caractéristiques d'une fièvre typhoïde.

Réflexions. — La fièvre typhoïde du début nous semble douteuse. Ne pourrait-on pas penser qu'il s'agit de troubles gastro-intestinaux analogues à ceux relatés dans l'observation II.

L'examen histologique de l'intestin semble venir à l'appui de notre opinion.

N'ayant pas assisté à l'évolution de la maladie, nous ne pouvons rien préciser.

Observation V (inédite).

(Due à l'obligeance de M. Marcus).

Méningite tuberculeuse primitive à évolution rapide.

Le nommé G..., âgé de 22 ans, soldat au 113e de ligne, entre à l'hôpital Saint-Martin, service de M. Sorel, le 10 octobre 1885.

Rien à noter dans ses antécédents héréditaires. Il a eu en 1884 une fièvre typhoïde pour laquelle il est resté 40 jours à l'hôpital.

Entré à l'hôpital le 10 octobre avec céphalalgie intense. Contracture des muscles du cou et de la nuque. Rachialgie. Pas de troubles oculaires. Constipation depuis plusieurs jours. T. 40.

Il jouissait d'une santé, en apparence, parfaite, jusqu'au jour de son entrée à l'hôpital.

On suppose une méningite de nature probablement tuberculeuse.

Du 10 au 19, la céphalée persiste, la raideur des muscles de la nuque s'accentue. La pression du rachis est intolérable. Incohérence de paroles sans délire. Il est impossible d'obtenir du malade des réponses sensées.

Le 20. Le malade est dans un état de somnolence demi-comateux. Il a un peu de délire.

Le 21. Le malade répond mieux aux questions qui lui sont posées.

Le 22. Inégalité pupillaire. Pupille gauche dilatée. Paralysie faciale du même côté. Le malade a recouvré en grande partie sa connaissance. Sa respiration s'embarrasse et il meurt à 8 heures du soir.

Autopsie. — Pie-mère très congestionnée. Granulations tuberculeuses en grande quantité, principalement du côté de l'artère sylvienne du côté gauche. Exsudat fibrino-purulent.

Rien d'apparent à l'œil ni dans le poumon ni dans les autres organes.

Réflexions. — Il s'agit d'une méningite primitive à évolution rapide, sans prodromes et avec début brusque. On n'a pu retrouver à la nécropsie le point de départ de l'infection bacillaire. Il est vrai que l'examen histologique n'a pas été fait.

Le malade a recouvré en partie sa connaissance quelques heures avant de mourir, après être resté dans le coma. C'est là un fait assez intéressant et assez rare.

Observation VI (inédite).

(Due à l'obligeance de M. Jeanselme,
interne des hôpitaux).

Méningite tuberculeuse, survenue dans le cours et comme terminaison d'une broncho-pneumonie probablement tuberculeuse. Rapidité de l'évolution.

La nommée T..., âgée de 25 ans, entre à l'hôpital Saint-Antoine, salle Nélaton, service de M. Hutinel, le 25 mars 1886.

Antécedents : La malade a toussé tout l'hiver, sans cependant maigrir d'une façon notable. Elle a accouché le lendemain de son entrée à la salle Barth d'un enfant de sept mois et demi.

Il y a quatre jours, six jours avant d'accoucher, elle a été prise subitement d'un point de côté avec dyspnée, toux, crachats visqueux, et n'a eu un frisson que le lendemain. Lorsque nous l'examinons le 25 mars, elle est dans l'état suivant :

T. 38; R. 44; P. 140.

Face vultueuse. Joues également colorées. Langue normale. Pas d'herpès. Toux fréquente, pénible, avec crachats visqueux, semblables à une solution de gomme.

A l'auscultation, râles nombreux de bronchite disséminés dans toute l'étendue de la poitrine. Douleur et et submatité à la base gauche.

A ce niveau, souffle tubaire et bronchophonie. Pas de râles crépitants. Rien du côté des organes de l'abdomen. Un peu d'albumine.

Diagnostic. Broncho-pneumonie peut-être de nature tuberculeuse.

Traitement : lait et bouillon. Potion de Tood. 8 ventouses scarifiées.

25 mars. Matin, T., 38,8; R., 48; P., 128. Langue sèche. Face vultueuse. Dyspnée. Nuit agitée.

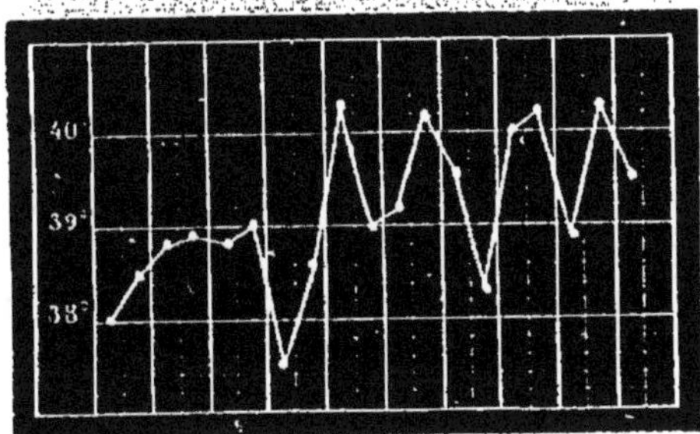

Les signes de la veille observés à la base gauche du poumon ne descendent pas jusqu'en bas, mais en revanche remontent jusqu'à l'épine de l'omoplate.

A droite respiration soufflante au sommet. Nombreux râles de bronchite. L'albumine a augmenté.

Traitement. 40 ventouses. Régime lacté.

Le 27. L'état est sensiblement le même, T., 38,8 le matin, 39 le soir. La langue n'est plus sèche.

Le 28. Langue bonne, humide. Plus de dyspnée. Plus de signes de congestion pulmonaire. Râles de bronchite partout.

Le 29. T., 40,3 ; R., 50; P., 132. Un peu d'épanchement à la base droite. Le soir, délire violent. La malade cherche à se lever. Elle se débarbouille avec ses déjections. Incontinence d'urine. Pas de diarrhée.

Raideur du cou et de la nuque. Douleur provoquée par les mouvements. Pupille droite plus large que la gauche. Pas de strabisme ni de vomissements; pouls inégal.

Au sommet gauche en avant et en haut râles fins. A la base souffle doux, égophonie. A droite râles de bronchite. Ventre non ballonné, pas de taches rosées.

Le 30. T. 39,2 le matin, 40,2 le soir,. P., 120. R. 32. Langue sèche.

Le délire persiste de même que les signes d'auscultation.

L'albumine a beaucoup diminué.

Le 31. L'état est sensiblement le même. Eruption de vésicules d'herpès sur les lèvres.

1er avril. La malade a de l'incontinence des matières. La température est élevée à 40°. Délire ou prostration.

Commencement d'eschare au sacrum. Lochies fétides.

Le 3. Depuis hier la prostration s'est beaucoup accentuée. La malade est dans le décubitus dorsal. La bouche entr'ouverte, les lèvres recouvertes d'herpès. Les yeux sont entr'ouverts, les pupilles toujours inégales. Il existe du strabisme et un peu de nystagmus. Les joues sont rouges. La respiration est un peu bruyante, mais régulière. Il n'y a pas de déviation de la face.

Raideur de plus en plus marquée du cou et de la nuque. Le moindre mouvement provoque des douleurs que la malade manifeste par des grimaces. Trémulation des membres et raideur généralisée. R., 40. P., à 120, régulier.

Morte à 3 heures du soir sans convulsions.

Autopsie le 5 avril. — A l'ouverture du *thorax*, pas de liquide dans les plèvres, mais fortes adhérences généralisées.

A la base du *poumon* gauche fausses membranes récentes et exsudat fibrino-purulent. A la coupe, congestion intense et uniforme des deux poumons.

Le poumon surnage. Il est impossible de dire à l'œil nu, s'il existe des tubercules. De quelques bronches il s'écoule un liquide puriforme.

Pleurésie interlobaire à gauche.

Cœur, foie, rate, normaux. *Reins* fortement congestionnés,

Utérus, encore volumineux, présente à sa face interne quelques détritus noirâtres et sans odeur.

Intestin normal.

Cerveau. — Méningite plus marquée à la base, au niveau du confluent central. Sur la surface concave, deux ou trois plaques avec exsudat fibrino-purulent. La pie-mère n'est pas épaissie, mais très injectée. Elle adhère en certains points aux circonvolutions cérébrales. La paroi des ventricules est ramollie.

Il existe des granulations tuberculeuses sur le trajet des vaisseaux.

Réflexions. — L'affection a débuté par des phénomènes pulmonaires quatre jours avant l'accouchement prématuré à 7 mois 1|2. On ne peut donc pas invoquer cette cause dans le développement des accidents. Il aurait été nécessaire peut-être d'avoir un examen histologique permettant d'établir la nature des lésions pulmonaires. Dans tous les cas, rien ne ressemble plus à la tuberculose aiguë que cette évolution rapide des accidents, avec cette variabilité aussi bien dans les phénomènes pulmonaires que dans les phénomènes cérébraux. Le pouls et la respiration n'ont pu être d'aucun secours dans le diagnostic, car ils étaient commandés de même que la température par l'affection pulmonaire. Les troubles oculaires, les convulsions et contractures ont seuls permis de faire le diagnostic, car le délire pouvait appartenir à la gravité de l'état général.

Observation VII.

(Conférences médicales de l'Hôtel-Dieu,
par M. Raymond, suppléant le professeur G. Sée, 1883)

Méningite tuberculeuse de l'adulte. Difficultés de diagnostic. Lésions à la fois cérébrales et spinales.

La nommée X..., âgée de 45 ans, est entrée à l'Hôtel-Dieu, salle Sainte-Jeanne, lit n. 21, dans la service du professeur Sée suppléé par M. Raymond, le 16 août 1883.

Le 17. La malade est dans un état de stupeur et d'hébétude profondes. Il faut l'exciter fortement pour la faire répondre. Elle se plaint alors de violents maux de tête et de vives douleurs dans les membres. La tête est légèrement inclinée sur l'épaule droite. La face regarde en haut et à gauche. Contracture des muscles de la nuque, très douloureuse, quand on veut mouvoir la malade. Contracture du bras droit. Hyperesthésie générale.

Paupière supérieure droite légèrement affaissée. Pupilles égales.

Peau chaude sèche. T. 38,4., Pouls petit, irrégulier, parfois ralenti.

Artères radiales athéromateuses.

Langue saburrale, ventre rétracté, appétit nul. Constipation opiniâtre. Respiration pénible parfois irrégulière. Signes de tuberculose peu accentuée aux deux sommets.

Urines foncées albumineuses.

La malade, écosseuse de pois aux Halles, se nourrissait mal et buvait un peu.

Depuis quatre ans elle toussait chaque hiver. Rien dans ses antécédents.

Il y a huit jours, légers frissons, malaise général, grand affaiblissement, puis perte de l'appétit, vomissements, constipation. Insomnie complète. Nuits agitées par des cauchemars.

En somme, phtisie chronique peu avancée, chez une femme fatiguée et présentant depuis quelques jours un ensemble de phénomènes particuliers.

En éliminant tour à tour l idée d'une fièvre typhoïde, d'un embarras gastrique chez une tuberculeuse, d'une pachyméningite chez une alcoolique, M. Raymond s'arrêta au diagnostic de méningite tuberculeuse à forme inflammatoire.

Le 18. Somnolence plus profonde, T. 38.

Le 19. Sommeil très agité. Le matin, stupeur profonde, parole embarrassée, difficile. T., 38,4.

Le 20. Délire qui oblige à camisoler la malade. La contracture des muscles de la nuque a augmenté. Incontinence d'urine. Chute complète de la paupière droite.

Le 21. Strabisme latéro-externe de l'œil droit. Pupille droite dilatée. T. 37,6.

Le 22. Respiration difficile, irrégulière. Pouls petit, irrégulier. La malade est dans une sorte d'état cataleptique.

Morte le 23 à 9 heures du matin.

Autopsie. — Granulations tuberculeuses dont quelques-unes crétacées dans le sommet du poumon.

Cœur et *foie* normaux.

Reins congestionnés sous la capsule et dans leur épaisseur, quelques granulations tuberculeuses.

Encéphale. — Dans l'épaisseur de la pie-mère, exsudats poisseux autour de l'hexagone de Willis, du chiasma, des nerfs optiques, des nerfs de la base, et dans la scissure de Sylvius.

Au milieu de l'exsudat, granulations tuberculeuses

très nettes, surtout le long de la sylvienne et sur les branches pariétales. Semis de granulations sur la pie-mère qui recouvre l'insula de Reil. L'exsudat est surtout abondant au niveau de la partie moyenne de la frontale ascendante gauche.

Le long de la moelle, dans les régions dorsale et lombaire, exsudat tuberculeux de la pie-mère. Rien à la région cervicale.

Réflexions. — En somme, méningite tuberculeuse diagnostiquée chez une phthisique offrant des lésions pulmonaires peu accentuées.

Lésions à la fois spinales et cérébrales, seule observation de ce genre parmi celles que nous rapportons et qui n'ont présenté que des lésions cérébrales. Distribution des lésions principalement à la base, ce qui explique les phénomènes observés pendant la vie. Intégrité de la région cervicale de la moelle, malgré la contracture des muscles du cou et de la nuque. Age assez avancé de la malade. Particularités intéressantes du développement.

Femme insuffisamment nourrie et alcoolique. Enfin c'est la seule observation dans laquelle nous avons rencontré cet état cataleptique des membres qui s'est montré le dernier jour de la maladie.

Observation VIII (inédite).

Tuberculose pulmonaire. Méningite tuberculeuse probablement en plaque avec paralysie faciale. Aphasie transitoire. Parésie du bras droit.

Le nommé S..., âgé de 57 ans, entre le 13 mai 1886

dans le service du Dr Raymond à l'hôpital Saint-Antoine, salle Magendie, lit n. 16. Toujours bon état de santé. Alcoolisme. A l'auscultation, infiltration tuberculeuse des deux sommets, étendue surtout à gauche. Ces lésions ne donnent lieu à aucuns phénomènes généraux et le malade ne s'en doute pas.

12 mai. Il se trouve au milieu de son travail subitement dans l'impossibilité de dire un mot. Il remarque que en même temps son bras droit est plus faible et que sa main a une difficulté à saisir et à tenir les objets. La parésie existe surtout au niveau du pouce et des deux premiers doigts. Au bout de deux heures, le malade recouvre la parole qui reste un peu embarrassée, mais conserve un peu d'affaiblissement du bras droit et surtout de la main.

Le 13, jour de son entrée à l'hôpital, il n'existe plus d'aphasie; légère parésie faciale du côté gauche. Affaiblissement très marqué du membre supérieur droit. Diminution de la sensibilité des trois premiers doigts.

Du 13 mai au 4 juin. Rien de particulier, amélioration de la parésie faciale. Il ne reste plus aucun trouble de la parole.

Le 4. Au milieu de son déjeuner perte de connaissance qui dure un quart d'heure environ. Quand il revient à lui il ne peut plus prononcer un seul mot pendant une demi-heure; mais il comprend tout ce qu'on lui dit. Après une demi-heure il recouvre peu à peu tous les mots dont il a besoin de se servir. Le matin à la visite la parole est encore un peu embarrassée; le malade comprend ce qu'on lui dit, répond aux questions, mais avec une certaine lenteur, ne trouve pas toujours le mot propre. Sa paralysie faciale est plus accentuée. Rien du côté du bras droit.

Le 13. Ce matin nouvelle perte de connaissance suivie d'une attaque épileptiforme localisée à la face et au membre supérieur droit, le tout d'une durée de 5 minutes environ. Pendant la demi-heure qui suit, aphasie incomplète. Le malade comprend ce qu'on lui dit, il peut lire, mais il lui est impossible de faire une phrase complète ou de l'écrire.

Le 14. La parole a complètement reparu. La paralysie faciale est de nouveau plus accentuée. Parésie très légère du bras droit.

Jusqu'au 6 juillet, rien de nouveau. Amélioration de l'état local. Etat stationnaire des lésions pulmonaires.

6 juillet. Pendant la visite, et sous nos yeux, le malade est de nouveau pris d'aphasie incomplète, sans perte de connaissance, sans convulsions et sans phénomènes du côté du membre supérieur. La paralysie faciale est beaucoup plus prononcée que la veille. L'aphasie est toujours de même nature. Le malade comprend toutes les questions qui lui sont posées, mais n'y répond qu'avec hésitation, et ne trouve pas tous ses mots.

RÉFLEXIONS. — Le malade qui fait le sujet de cette observation est encore à l'heure actuelle dans le service du Dr Raymond. Son observation sera publiée ultérieurement d'une façon complète. Nous avons tenu à signaler dès maintenant les particularités intéressantes de son évolution. Il est indubitable que nous nous trouvons en face d'une méningite tuberculeuse en plaques ayant entraîné de la paralysie faciale et un peu de parésie du bras droit. Les troubles de la parole sont certainement sous la dépendance des troubles passagers de la circulation.

Observation IX.

Méningite tuberculeuse de l'adulte. Aphasie transitoire. (Bulletins de la Société anatomique, 1885), par P. Raymond, interne des hôpitaux.

Le nommé D..., âgé de 31 ans, entre le 30 janvier 1885, à l'Hôtel-Dieu, service de M. Moutard-Martin, suppléé par M. Oulmont. D... se plaint d'avoir perdu l'appétit depuis six mois. Les digestions sont lentes et se font mal. Il a beaucoup maigri. Il tousse et crache. Un peu de fièvre le soir. Au sommet, signes de tuberculose à la première période.

Le malade était en traitement, lorsque, le 7 février, on s'aperçut au matin qu'il bégayait. Dans la journée il parle difficilement, on le comprend à peine.

Dans la nuit du 7 au 8 février, il est pris de délire. Il prononce des paroles incohérentes, se lève, veut aller à la garde-robe au milieu de la salle. Il a poussé un grand cri d'homme terrifié.

Le 8 au matin, on constate que le malade est aphasique. Il comprend ce qu'on lui dit, mais ne peut prononcer aucune parole. Il répond invariablement *pa pa pa*. Il ne sait plus son nom.

Il n'accuse que peu de céphalalgie. Ni vomissements, ni contracture, ni paralysie. Forces conservées aux quatre membres. Incontinence d'urine et des matières fécales. Hyperesthésie sur tout le corps, surtout profonde. Raie méningitique très accusée.

Tremblement fibrillaire et mouvement de carphologie des mains. Langue sèche, fuligineuse. Ventre ni rétracté ni tendu. Pupille droite plus dilatée que la gauche. Pouls petit, régulier à 130. T., 39,2; respiration régulière. Dans la journée, stupeur. Vers le soir, délire plus accentué que la veille.

9 février. Le malade paraît un peu sorti de sa stupeur. Il prononce quelques mots distinctement pour qu'on le laisse asseoir sur son lit, mais ne peut y arriver. L'hyperesthésie n'a pas diminué. Dans la journée la stupeur augmente. Le malade ne reconnaît pas sa mère. La déglutition est difficile. T. 39,6 ; P. 110 ; R. 36.

Le 10. Les accidents s'aggravent et le malade meurt dans le coma le 11 au matin.

Autopsie. — Rien d'anormal à la dure-mère et aux sinus cérébraux. Il s'écoule des ventricules latéraux, quand on enlève le cerveau, une assez grande quantité d'un liquide jaune foncé. Rien d'anormal à la base de l'encéphale. Sur tout l'hémisphère gauche la pie-mère est enflammée. Il y a surtout deux plaques où la vascularisation domine : l'une se trouve à la face inférieure de la troisième circonvolution frontale, l'autre au point où cette circonvolution se rattache à la frontale ascendante, occupe tout le centre du langage articulé.

Il n'y a pas d'adhérence appréciable entre les méninges et la substance corticale. Celle-ci présente par place un piqueté rougeâtre. Sur tout le trajet de la sylvienne et de ses branches, plaques jaunâtres opalescentes, demi fluides, entourées de granulations tuberculeuses, surtout abondantes dans la scissure de Sylvius. Les granulations tuberculeuses sont de la grosseur d'une tête d'épingle. Sur l'hémisphère droit un peu de rougeur à la partie supérieure du lobe occipital.

Réflexions. — En somme, méningite tuberculeuse chez un tuberculeux fort peu avancé, à évolution longtemps latente; puis éclosion des accidents cérébraux et mort en quatre jours. Deux particularités intéressantes : forme latente chez un tuberculeux peu avancé, alors que celle-ci survient surtout chez les vieux tuberculeux cachectiques; terminaison par attaque délirante accompagnée d'aphasie transitoire, phénomène assez rarement isolé et pouvant être rattaché dans le cas particulier à un trouble circulatoire dont on retrouve des traces à l'autopsie.

On peut en profiter pour affirmer d'une façon plus catégorique que l'on doit à ces troubles circulatoires une grande partie des phénomènes également transitoires que l'on retrouve à chaque instant dans les observations du méningite tuberculeuse.

Nous avons vu, dans une observation précédente, que certains phénomènes du côté de la motilité ou de la sensibilité pouvaient également trouver leur explication dans l'abondance et la localisation de l'exsudat fibrino-purulent.

Observation X.

(Bulletins de la Société anatomique, 1884)

Méningite tuberculeuse en plaques siégeant sur le lobule paracentral et ayant occcasionné une monoplégie crurale avec attaques épileptiformes, par M. Bouygues (résumée).

Le nommé C..., âgé de 48 ans, entre le 26 mai 1 882 à l'Hôtel-Dieu, annexe salle St-Antoine, lit n° 13, service de M. Chauffard

Antécédents. — A l'âge de 23 ans, fièvre intermittente.

Il y a quatre ans, pleurésie gauche de trois mois de durée. Depuis cette époque, toux, amaigrissement, quelques sueurs nocturnes.

Au mois de janvier, affection pulmonaire ayant duré trois mois. Depuis, santé assez bonne. Pas de syphilis. Alcoolisme. Le début de ses accidents remonte au 22 mai. Ce jour-là, pendant qu'il marchait, sa jambe droite fléchit brusquement sous lui, sans aucun phénomène antérieur, sans perte de connaissance. Il se traîne péniblement chez lui. Les jours suivants, la faiblesse augmente, s'accompagne de quelques douleurs sourdes avec engourdissement et fourmillement dans la partie interne de la cuisse. Pas de phénomènes céphaliques.

Le 26. Douleurs continues et violentes dans la région frontale. Parésie du bras droit.

A son entrée, nous constatons une paralysie complète du mouvement du membre inférieur droit sans troubles de sensibilité. Exagération des réflexes du même côté. Force un peu diminuée dans le bras droit.

Signes de tuberculose aux deux sommets. Vomissements pituiteux le matin. Constipation habituelle.

Radiales athéromateuses. Rien au cœur. Sommeil lourd interrompu par des cauchemars. Rien dans les urines.

Diagnostic. — Méningo-encéphalite tuberculeuse siégeant sur le lobule paracentral gauche.

Traitement : iodure 2 gr. Bromure 4 gr.

Le 27. A onze heures du soir, première attaque épileptiforme.

Le 28. Deuxième attaque épileptiforme débutant par le bras droit et s'étendant ensuite à la jambe. Perte de connaissance. Convulsions généralisées avec prédominance à droite.

La peau se cyanose. La tête et la bouche sont déviés

à droite. Le malade tombe dans le coma. Réveil un quart d'heure après le début de l'attaque.

A la visite, céphalalgie violente, fatigue extrême. A une heure du soir et à sept heures deux nouvelles attaques analogues à la précédente.

Les 29-30. Pas de nouvelles attaques. Même état.

Le 31. Mieux sensible, Le malade peut remuer la jambe et se servir du bras. Dans la nuit, nouvelle attaque ayant débuté par le membre inférieur.

1er juin. La paralysie a reparu dans la jambe.

Le 2. La paralysie de la jambe a de nouveau diminué. Jusqu'ici en somme, phénomenes paralytiques avec épilepsie jaksonnienne, Aucun autre phénomène.

Le 3. Paralysie complète du membre inférieur.

Le 4. Un peu d'obnubilation intellectuelle. Difficulté des réponses. Ventre rétracté. Constipation. Hyperesthésie à gauche. On songe à la diffusion des lésions.

Le 5. L'état méningitique s'accentue. Subdelirium.

Le 6. Decubitus dorsal. Raideur de la nuque. Regard fixe. Marmottement avec mouvement carphologique. Ventre rétracté. Diarrhée. Rétention d'urine.

Le malade tombe dans un demi-coma, la température s'élève. Délire avec mouvements inconscients. Coma plus complet. Mort à 9 heures du soir.

Autopsie le 11 juin. — *Poumons.* — Adhérences pleurales généralisées. Ramollissement du sommet gauche. Infiltration du sommet droit. Congestion des bases.

Cœur, foie, rate, normaux.

Reins, petits. Un peu d'atrophie de la substance corticale.

Cerveau, hémisphère droit. — Un peu de congestion des méninges. Pas de tubercules.

Hemisphère gauche. — Pie-mère congestionnée. Sous

sa face interne, au niveau du lobule paracentral, exsudat blanc-jaunâtre, plus abondant autour des vaisseaux et au milieu duquel il existe des granulations tuberculeuses. L'exsudat s'étend en traînées périvasculaires, le long du bord supérieur de la circonvolution du corps calleux. En arrière, sur la partie supérieure et antérieure du lobe carré, semis de granulations tuberculeuses à la face interne de la première frontale, sur la moitié antérieure du lobe quadrilatère, vers la partie supérieure de la frontale ascendante, et le pied de la première frontale et de la pariétale ascendante.

La scissure sylvienne est rouge, sans granulations. Congestion intense de la substance cérébrale sous-jacente, avec quelques petits foyers apoplectiques.

Cervelet. — Bulbe, méninges rachidiennes et moelle n'offrent aucune altération.

Réflexions. — Ainsi que le fait observer M. Bouygues, cette observation offre diverses particularités intéressantes. Localisation initiale de la lésion dans le lobule paracentral. Diffusion consécutive des granulations tuberculeuses dans les parties voisines opposée à l'intégrité des points d'élection de la tuberculose méningée. Il s'agit là d'un fait de méningite en plaques de M. Chantemesse. La tuberculose méningée peut déterminer des paralysies circonscrites permettant à leur tour de fixer le siège exact des altérations anatomiques.

Observation XI

(Bulletin de la Société anatomique, 1884).

Méningite tuberculeuse en plaque à l'union du tiers moyen avec le tiers supérieur du sillon de Rolando, monoplégie brachiale, par le Dr Chantemesse (résumée).

L..., typographe, âgé de 26 ans, entre, le 25 mars 1884, à la Pitié, salle Rostan, lit n° 13, service du professeur Cornil.

Constitution assez frêle. Alcoolisme. Pas de saturnisme.

Tousse depuis trois mois. Broncho-pneumonie tuberculeuse subaiguë plus accentuée à gauche.

Jusqu'au 30 mars, toux et fièvre.

5 avril. Depuis quelques jours le malade ressent un peu de faiblesse dans le bras gauche. Ce matin parésie très prononcée du bras. Pas de troubles de sensibilité.

Très léger affaiblissement de la jambe gauche.

Pas de mal de tête. Rien aux yeux.

Otite suppurée du côté droit.

Le 6. Même état. Parésie du bras plus accentuée. Pouls régulier. Ni vomissements ni douleurs de tête.

Le 7. Augmentation de la parésie du bras et de la jambe sans phénomène nouveau.

Le 8. Céphalalgie, surtout au niveau de la tempe droite.

Le 10. Dans l'après-midi, cris violents. Le malade se plaint de souffrir sans localiser sa souffrance. Il se déchire la poitrine avec ses ongles et dit qu'il étouffe. Constipation. Pouls continu, 108.

Le 11. Nuit mauvaise. Le matin pas de délire, peu de céphalée.

Parésie du côté droit, surtout au bras, avec un peu d'hyperesthésie du même côté. Dans l'après-midi, cris violents, secousses convulsives, surtout à la face.

Le soir, collapsus, sueur froide. Mort dans la nuit.

Autopsie (28 heures après la mort). — *Cerveau*. Surface congestionnée. Pas de sérosité dans les mailles de la pie-mère.

Rien à la base du cerveau.

Rien dans la protubérance et dans le cervelet.

Hémisphère gauche : la pie-mère, qui pénètre dans la scissure de Sylvius, est un peu congestionnée, mais ne contient pas de trace de granulations, pas plus que les vaisseaux.

Hémisphère droit : face inférieure normale. Rien dans la scissure de Sylvius.

Face externe : intégrité complète, sauf dans les points suivants. A l'union du tiers supérieur et du tiers moyen du sillon de Rolando, plaque de 1 centimètre carré s'appuyant en avant sur la frontale ascendante, en arrière sur la pariétale ascendante. Cette plaque jaunâtre paraît formée de pus, de fibrine et de tubercules. Il en part quelques traînées de granulations opaques. Quelques granulations au point de réunion de la première frontale et de la frontale ascendante.

Granulations isolées, disposées le long des vaisseaux sur la moitié postérieure du lobule paracentral. Les ventricules du cerveau contiennent de la sérosité louche.

Rien dans les méninges rachidiennes ni dans la moelle.

Foie très gros, granuleux.

Poumons. — Lésions tuberculeuses des sommets.

Reins gros, congestionnés, sans lésions.

Examen histologique. — La pie-mère épaissie adhère intimement à l'écorce cérébrale. L'union est faite par les cellules embryonnaires de nouvelle formation et par les vaisseaux réunis sur plusieurs points par des cellules embryonnaires. Les parois des capillaires sont infiltrées de leucocytes. Çà et là dans l'écorce, petits tubercules.

En certains points, les capillaires sont tous altérés. On rencontre des bacilles en grand nombre dans les méninges et pas dans les vaisseaux.

Outre les lésions des vaisseaux, on trouve de nombreuses lacunes dues à l'augmentation de volume des cellules de la névroglie, les unes fournies aux dépens d'une cellule, les autres aux dépens de plusieurs.

Réflexions. — Cette observation, comme la précédente, représente un type de méningite en plaques, avec sa localisation anatomique précise, ses symptômes particuliers du côté de la motilité d'un membre, sans céph a lalgie, sans troubles de sensibilité, si ce n'est vers la fin, et encore ces phénomènes n'offrent qu'une importance secondaire et laissent la première place aux phénomènes de paralysie localisée.

Observation XII (inédite).

Méningo-encéphalite de nature très probablement tuberculeuse. Prodromes. Forme délirante. Mort dans le coma sans phénomènes paralytiques.

M. X..., docteur en médecine, âgé de 43 ans, n'offre pas d'antécédents héréditaires suspects.

Né de parents nerveux, il offre un type accompli de cérébral intelligent.

En 1869, il a eu une attaque de rhumatisme articulaire aiguë avec accidents cérébraux. Depuis cette époque, excellente santé. Marié en 1868 à une femme morte en 1876 de tuberculose pulmonaire; il a eu de son premier mariage quatre enfants qui sont assez bien portants.

Marié pour la seconde fois en 1879, il a eu deux enfants. L'aîné est mort dans sa première enfance d'accidents méningés. Le second, né deux mois avant la mort de M. X..., est une petite fille très nerveuse et très précoce.

Vers le milieu de l'année 1882, M. X... présente des modifications très sensibles de son caractère. Il était jusqu'alors très affable et très aimable. Il devient irascible et jaloux, cherche à éviter les personnes qu'il aimait le plus.

Il continue malgré cela à donner dans une grande entreprise des preuves d'une intelligence remarquable, et de temps à autre il recouvre pour quelques jours son affabilité d'autrefois. On a retrouvé dans la suite des preuves de l'incohérence qu'il montre dans ses affaires personnelles, pour la plupart conduites avec beaucoup de soin, quelques-unes, au contraire, réglées d'une façon bizarre.

Les modifications signalées s'accentuent dans les premiers mois de l'année 1883.

Amaigrissement très notable. Douleurs d'estomac, nausées, vomissements très pénibles survenant sans raison et résistant à tout traitement. Altération des traits. Céphalalgie fréquente.

Dimanche 6 avril 1883, M. X..., à différentes reprises dans le milieu de la journée et pendant le repas, interrompt une conversation sérieuse et sensée pour placer une phrase dépourvue de sens. Il demande tout à coup si on le prend pour un fou, puis il bégaie, semble s'apercevoir de son absence et reprend la conversation naturelle.

De dix heures à minuit il s'enferme dans son cabinet, brûle de nombreux papiers, puis rentre chez lui et prévient sa femme qu'il souffre d'un violent mal de tête et qu'il va probablement être très malade. Il lui adresse même quelques recommandations très précises.

A trois heures du matin, il est pris d'un délire furieux, brise ce qu'il trouve à sa portée, veut étrangler sa femme et on arrive à grand'peine à le maintenir.

Deux médecins des hôpitaux, qui le connaissent depuis longtemps, sont appelés auprès de lui. Ils croient à de la manie aiguë et parlent de le faire enfermer. Devant les résistances de la famille on le garde à vue chez lui. D'ailleurs il ne cherche plus à s'enfuir, il reste dans son lit avec un délire de paroles accompagné de mouvements carphologiques qui va s'accentuant de plus en plus. Ce délire est presque constamment érotique. Il est souvent accompagné d'attouchements obscènes. Il n'est que fort peu calmé par le chloral à haute dose. Constipation opiniâtre.

Le 10 avril, il est vu par M. le professeur Vulpian, qui se prononce en faveur d'une méningo-encéphalite de nature tuberculeuse. Il ordonne l'application d'une vessie de glace sur la tête. Le malade se plaint surtout, et avec insistance, d'une douleur très vive, continue, dans les régions frontale et occipitale.

Il semble ne reconnaître que très vaguement les personnes qui l'entourent.

Il ne répond aux questions que par des phrases dépourvues de sens.

Le 13, il tombe dans un état semi-comateux, d'où il paraît sortir le 15, avec une amélioration sensible. Son délire est moins violent, moins constant. Il semble reconnaître un peu mieux les personnes qui l'entourent. Pas d'inégalité pupillaire. Paupières demi-closes. Vue très sensible à la lumière. Pouls lent. T. 38.

Le 16. Le mieux persiste, mais M. X... présente de la dyspnée ; une élévation considérable de température 40 degrés.

A l'auscultation, on trouve une congestion pulmonaire très accentuée à droite.

Application d'un vésicatoire.

Le 18. La dyspnée s'accentue.

Le 19. Le malade retombe dans le coma et meurt le 20, sans avoir présenté aucun autre phénomène particulier ni du côté de la motilité, ni du côté de la sensibilité, si ce n'est un peu d'hyperesthésie cutanée et musculaire, et une raideur assez marquée des muscles du cou et de la nuque. Les jambes sont restées presque constamment repliées.

L'autopsie n'a pu être faite.

Réflexions. — Nous trouvions-nous dans ce cas en face d'une méningite de nature tuberculeuse? M. Vulpian l'a cru et les médecins présents se sont rangés à son avis.

Il s'agit, d'ailleurs, d'une forme très bien étudiée dans le travail de M. Chantemesse sous le nom de forme délirante avec prodromes très nets. L'intérêt de l'observation réside dans les prodromes, le mode de début qui a permis de penser à la manie aiguë, la période d'état constituée presque uniquement par un délire un peu spécial.

Observation XIII (inédite).

Méningite tuberculeuse chez un nouveau-né. Hérédité maternelle. Lenteur du début. Difficultés du diagnostic.

V... (Justine), âgée de six mois, entre à l'hôpital Saint-Antoine, dans le service du Dr Raymond, salle Roux (crèche), lit n° 5 bis, le 11 février 1886.

L'enfant est en très bon état depuis sa naissance sauf depuis un mois environ. Il maigrit, ne prend plus le sein avec facilité, s'endort souvent dès qu'il a commencé. Il est, cependant, encore en bon état et c'est sa mère qui entre pour se faire soigner. Elle a une infiltration tuberculeuse des deux sommets.

Elle tousse depuis le commencement de l'hiver et a beaucoup maigri. Malgré cela, elle nourrit et veut, malgré nos conseils, continuer à nourrir.

Le 20 février, l'enfant est prise de convulsions généralisées, mais avec prédominance très marquée du côté gauche. Cyanose de la face et des lèvres. Strabisme intermittent.

Pendant la nuit, agitation et cris presque continuels. Raideur de la nuque. Vomissements. Diarrhée avec ballonnement du ventre.

Le 21. L'enfant refuse absolument le sein. On le nourrit difficilement avec une cuiller. Il est d'ailleurs dans un état semi-comateux. La pupille droite est plus dilatée. L'œil gauche est dévié en dehors. Un peu d'hyperesthésie du côté droit. Raideur très marquée de la nuque. Pouls lent. Respiration pénible, très irrégulière. Il existe souvent un temps d'arrêt assez long entre deux respirations. Pas de type particulier.

Le 24. Le strabisme est beaucoup plus marqué. Il existe du nystagmus du même côté. Les convulsions se succèdent à intervalles assez rapprochés avec prédominance à gauche. L'enfant se plaint presque constamment sans pousser des cris. Le pouls est lent, irrégulier. Mâchonnement presque constant.

Le 26. Les convulsions sont plus fréquentes. Dans leur intervalle, l'enfant est replié dans son lit et plongé dans un état semi-comateux. Raideur très marquée des quatre membres. Constipation. Pas de vomissements.

Le 27. Le coma s'accentue de plus en plus. Les convulsions cessent. La respiration devient pénible. L'enfant se cyanose et meurt dans la soirée.

Autopsie. — Il s'échappe à l'ouverture des méninges une assez grande quantité de liquide jaunâtre un peu louche. On voit très nettement des granulations tuberculeuses le long de la sylvienne droite et de ses branches.

Rien dans les autres organes.

Réflexions. — Cette observation, la seule que nous puissions présenter comme exemple de méningite des nouveau-nés, offre les particularités habituelles que présente, nous pourrions dire non-seulement la méningite, mais encore et aussi la tuberculose du premier âge, insidieuse dans ses débuts, très anormale dans son cours.

On peut nettement invoquer dans ce cas l'hérédité, puisque la mère de l'enfant était tuberculeuse. L'âge de notre petite malade ne permet pas d'établir d'une façon précise, si l'on s'est trouvé en face d'une des deux catégories de transmission établies par M. Landouzy : la contagion médiate (contagio-tuberculose) ou bien l'hérédité (hérédo-tuberculose de Johne).

SYMPTOMATOLOGIE

Méningite tuberculeuse de l'adulte.

Il est bien difficile, ainsi que l'on peut en juger par les observations qui précèdent, aussi bien que par celles que l'on peut rencontrer dans les auteurs, de faire un tableau symptomatique d'ensemble de la méningite tuberculeuse de l'adulte.

Il conviendrait, d'ailleurs, d'établir dans ce tableau des divisions, et d'étudier séparément les méningites tuberculeuses primitives, ou tout au moins celles dont la symptomatologie domine la scène, dans le cas de tuberculose généralisée, les méningites tuberculeuses secondaires à une tuberculose chronique le plus souvent pulmonaire, et de distinguer encore dans celles-ci les méningites à évolution lente ne constituant même quelquefois qu'un phénomène d'une gravité tout à fait secondaire et produisant le plus souvent des symptômes pouvant être rapportés à une localisation précise dans l'écorce cérébrale (méningite en plaques) et les méningites à évolution rapide, soit qu'elles soient ou non latentes et constituant un moyen pour les tuberculeux de mourir en quelques jours dans le coma après une attaque apoplectiforme ou délirante.

Il serait également nécessaire de faire une place à part pour les méningites tuberculeuses cérébro-spinales avec prédominance des phénomènes spinaux.

Nous nous trouverions alors nécessairement entraîné

à décrire des formes de l'affection et à les multiplier au besoin ; car aux formes latente, délirante, spinale et hémiplégique, qui appartiennent comme division à M. Chantemesse, il faudrait peut-être ajouter au moins la forme apoplectique survenant d'une façon primitive, sans période latente, suivie ou non d'hémiplégie, ou d'aphasie ou bien de ces deux symptômes réunis.

Tel ne doit pas et ne peut pas être le but de notre travail. Nous avons la prétention plus modeste et plus sage de passer en revue chacun des symptômes présentés par les malades desquels nous publions les observations et d'insister sur les particularités qu'ont pu présenter ces symptômes. Si nous n'avions pas la crainte d'aller un peu loin, nous pourrions même dire que la méningite tuberculeuse est constituée par un ensemble de symptômes toujours assez identiques entre eux, mais pouvant se rencontrer en très petit nombre, pouvant se grouper d'une façon très différente, quelques-uns ayant souvent une durée tout à fait transitoire.

Prodromes. — Si les prodromes de la méningite tuberculeuse de l'enfant constituent la règle, ils constituent au contraire l'exception chez l'adulte où ils restent tout au moins inaperçus, et dans tous les cas leur interprétation est assez difficile. M. Chantemesse, qui est un des premiers, sinon le premier, à les avoir signalés comme troubles cérébraux prémonitoires, ne présente que peu d'observations sérieuses à leur appui.

Dans l'observation du docteur X..., qui n'a pas malheureusement pu recevoir de vérification anatomique et dans l'observation qui nous a été communiquée par le Dr Chantemesse, les malades ont présenté plus ou moins longtemps des modifications assez sensibles dans leur caractère. M. X... était devenu morose, irritable, jaloux. Il avait, malgré sa grande intelligence, bouleversé toutes ses affaires. Il présentait vers la même époque des troubles digestifs auxquels rien ne pouvait apporter de soulagement (vomissements, nausées), et enfin, à la suite d'excitations cérébrales, sortant de ses habitudes ordinaires, il avait présenté, à deux reprises, du délire passager. Il est bien permis de supposer que depuis longtemps déjà, il avait de la tuberculose méningée, et que son quatrième ventricule était intéressé. En parlant des causes de la méningite, nous reviendrons sur un autre point intéressant de cette observation.

Chez le malade de M. Chantemesse, on pouvait objecter que les troubles cérébraux peuvent s'expliquer par l'alcoolisme. Dans tous les cas on avait affaire à une coïncidence au moins bizarre. Nous ne voulons pas insister davantage. Il est nécessaire que de nouvelles observations avec nécropsie viennent à l'appui de ces faits.

Modes de début. — Nos observations montrent combien ce mode de début est variable. Tantôt il s'agit d'un individu en apparence bien portant qui est pris tout à coup d'accidents cérébraux graves qui font croire à de la manie aiguë, à du délirium tremens, à une attaque apoplectique d'origine cérébrale; tantôt, au contraire, les phénomènes thoraciques à marche aiguë ou subaiguë ouvrent la scène, tantôt, enfin, il n'existe au début qu'un léger état gastro-intestinal avec un affaissement anormal permettant de supposer, au moins pendant quelques jours, que l'on se trouve en face d'un embarras gastrique ou d'une fièvre continue de moyenne intensité.

S'il s'agit d'une méningite secondaire, le début peut se faire également de façons bien différentes; mais la lésion tuberculeuse préexistante permet au moins de supposer la nature des accidents.

Il est cependant intéressant de savoir que la maladie peut débuter par une attaque épileptiforme, une paralysie localisée subite comme dans le cas de M. Bouygues, de l'aphasie avec ou sans paralysie comme dans l'observation de M. P. Raymond, interne des hôpitaux (Soc. anatomique), ou comme dans une des observations inédites que nous rapportons.

Période d'état. — Nous retrouvons dans presque toutes nos observations certains symptômes qui ne font jamais ou que bien rarement défaut.

La *céphalalgie* existe presque toujours dès le début et jusqu'à la fin, elle est très violente, continue, siège aussi bien à la région frontale qu'à la région occipitale.

La raideur des muscles du cou et de la nuque est peut-être, après la cephalalgie, le symptôme le plus constant.

Les paralysies localisées existent souvent, mais pas toujours. Elles ont comme caractère spécial leur variabilité, leur durée souvent transitoire.

Le plus souvent il s'agit plutôt de parésie que de paralysie vraie. Elles sont on non accompagnées de troubles de sensibilité. Elles portent souvent sur la face et plus souvent peut-être sur la paupière supérieure, avec ou sans strabisme, très souvent avec inégalité pupillaire.

Les contractures et les convulsions ont été chez nos malades tout à fait passagères et sans rapport bien net avec les phénomènes paralytiques, sauf dans l'observation X.

Le malade a présenté de l'épilepsie jacksonnienne très nette à diverses reprises.

L'intelligence était le plus souvent diminuée ou abolie complètement.

Le délire fait rarement défaut. Il est calme ou violent en rapport, croyons-nous, non seulement avec l'étendue des lésions, mais avec l'état antérieur de l'individu. Les cérébraux et les alcooliques ont, le plus souvent, un délire violent de parole et d'action. Dans presque tous les cas, quand le délire existe, il convient d'insister sur sa forme particulière. Il est érotique et le plus souvent nullement en rapport avec les habitudes du malade. Le langage et les attouchements ont le même caractère.

Le langage est quelquefois aboli dans sa totalité ou au contraire, dans quelques-unes de ses manifestations. Il est souvent bien difficile de faire l'analyse de l'aphasie à cause des troubles intellectuels presque constants. L'aphasie, quand elle existe seule, complète ou incomplète est toujours transitoire au moins dans nos observations.

La somnolence, le coma surviennent le plus souvent à la période terminale, mais ils existent très souvent à la période d'état, au moins à titre de phénomènes passagers,

La sensibilité générale est souvent exagérée, surtout dans les cas de méningite à marche rapide et à lésions étendues. Il existe alors souvent de l'hyperesthésie cutanée et musculaire. Nous n'avons rencontré que bien rarement des portions anesthésiées et, en général, l'anesthésie existait sur une portion paralysée. Nous avons parlé de la céphalalgie qui s'est toujours montrée à un moment quelconque chez nos malades, mais qui, cependant, n'est pas un symptôme nécessaire.

Nous n'avons pas vu les malades que nous avons observés se plaindre de douleurs en d'autres points.

Les troubles oculaires n'ont jamais été suivis par nous d'examen ophtalmologique.

Les troubles digestifs sont à peu près constants, mais ils ne peuvent guère compter parmi les symptômes propres à la méningite. Il existe cependant presque toujours une constipation opiniâtre difficile à vaincre. Les vomissements si constants chez l'enfant font souvent défaut dans la méningite de l'adulte. Le ventre est généralement rétracté.

La température ne donne aucun renseignement bien exact. Dans la plupart des cas, il n'existe pas de cause à l'élévation du thermomètre; celui-ci dépasse rarement 38. Le dernier jour, il s'établit presque constamment une ascension brusque et monte à 40° et plus.

Le pouls peut donner quelques indications importantes s'il n'existe pas d'état fébrile. Il est en effet d'une lenteur qui n'est pas en rapport avec les phénomènes généraux graves observés. Souvent il est rapide, toujours il est régulier.

La respiration est fréquemment d'une observation utile, soit qu'elle revête le type de Cheyne-Stokes, soit que sans présenter un type parfait elle offre des temps d'arrêt très manifestes. Dans deux ou trois de nos observations, il semblait qu'en certains moments le malade oubliait de respirer.

La raie dite méningitique n'a aucune signification. Elle se présente dans la plupart des états adynamiques, et son absence ne peut et ne doit pas faire exclure l'idée de la méningite.

Période de terminaison. — Dans presque tous les cas, la maladie se termine au bout d'un temps plus ou moins long dans le coma ou dans un état semi-comateux avec délire et convulsions; quelqnefois cependant le malade recouvre sa connaissance avant de mourir.

Le coma peut d'ailleurs être un phénomène purement passager au même titre que tous les autres phénomènes. Il précède même quelquefois une période de rémission, période d'une durée toujours bien courte et qui est suivie d'une reprise souvent plus intense des phénomènes de la méningite. Nous avons déjà signalé l'élévation de température qui souvent précède la mort d'un jour ou de quelques heures.

Méningite tuberculeuse du nouveau-né.

Il est assez rare de rencontrer la ménigite tuberculeuse dans le premier âge. M. Raymond nous en a fourni une observation et nous a dit avoir observé pendant toute l'année dernière à la crèche de l'hôpital Saint-Antoine deux ou trois faits analogues.

Il s'agit le plus souvent d'enfants nés de parents tuberculeux qui, à un moment donné, maigrissent sans raison, refusent de prendre le sein, ou bien se plaignent d'une façon à peu près constante. On se trouve en face d'un état qu'il est bien difficile de rapporter à quelque chose de précis lorsqu'au bout d'un temps plus ou moins long, quinze jours, un mois et plus, surviennent avec des vomissements et de la constipation, des convulsions le plus souvent localisées avec ou sans phénomènes de paralysie, de l'inégalité pupillaire, souvent du strabisme, quelquefois du nystagmus. Ces phénomènes s'accentuent, présentant parfois de courtes rémissions, puis l'enfant tombe dans le coma et meurt.

Parfois les accidents méningés surviennent dans le cours d'une broncho-pneumonie, dont l'on peut à bon droit alors soupçonner la nature tuberculeuse. En somme, forme toujours anormale, avec prodromes mal définis et pouvant être attribués à une toute autre affection. L'apparition des phénomènes convulsifs ou paralytiques permet seule d'établir un diagnostic précis ; mais on peut, dès le début, être mis en défiance par les cris d'un enfant, son amaigrissement, sa perte d'appétit, surtout quand, par voie d'exclusion ou au contraire et à plus forte raison par raison d'antécédents, on peut soupçonner une méningite possible.

Là encore, et dès le début, on devra tenir comme très important à la lenteur du pouls et les irrégularités de la respiration.

ETIOLOGIE.

Nous n'entreprendrons certes pas de rechercher les causes de la méningite tuberculeuse. Il nous faudrait d'abord toucher à l'étiologie de la tuberculose en général. Nous voulons seulement noter quelques particularités observées par nous dans les faits que nous avons relatés.

Le plus souvent, on trouve dans le poumon des individus morts de méningite tuberculeuse, dite primitive, quelque foyers de tuberculose plus ou moins anciens pouvant permettre d'assigner le point de départ des faits observés. Le foyer primitif peut même se trouver ailleurs que dans le poumon, mais le fait est certainement beaucoup plus rare. Nous sommes persuadé même que les méninges ne peuvent être ni l'unique ni le premier siège des granulations tuberculeuses. On sait fort bien maintenant, grâce aux recherches de M. Landouzy, qui, ont été vérifiées plusieurs fois sous nos yeux par M. Raymond, que bon nombre de broncho-pneumonies du premier âge, que l'on aurait pu considérer au premier abord comme étant de nature inflammatoire, sont de nature bacillaire. Il conviendrait donc avant de nier la tuberculose dans la pneumonie ou dans les autres organes, de faire un examen approfondi et d'utiliser la méthode d'Ehrlich pour la recherche des bacilles.

Sous quelle influence se fait la poussée tuberculeuse des méninges? Le plus souvent on l'ignore, malgré les recherches. On peut quelquefois invoquer cependant les prédispositions cérébrales héréditaires ou acquises ; l'alcoolisme, le surmenage d'intelligence.

Dans la tuberculose à marche rapide, ou dans la tuberculose méningée, dominant la scène pathologique, il survient le plus souvent des accidents rapidement graves et on trouve à l'autopsie des lésions très étendues. Dans certains cas de méningite venant au contraire compliquer la tuberculose chronique, on a affaire souvent à des accidents d'une lenteur extrême dans leur développement, et on trouve à l'autopsie des plaques parfois très localisées, sans lésions générales. La tuberculose semble donc évoluer du côté des méninges, de la même façon que du côté des autres organes, lentement ou rapidement, suivant les sujets, le terrain et d'autres conditions inconnues de nous. Rien ne ressemble moins aux formes latentes ou aux formes lentes que les formes rapides. On dirait vraiment que l'on se trouve en face d'affections différentes, alors que l'on a affaire à la même cause productrice, au bacille.

Faut-il voir dans le cas de M. B... un exemple de contagion avec manifestations fort éloignées de l'époque de la contagion ?

Notre observation, qui n'a pas eu de confirmation anatomique, ne peut malheureusement pas nous être d'un grand secours.

ANATOMIE PATHOLOGIQUE.

Nous pouvons répéter, à propos de chaque chapitre de notre thèse, ce que nous avons dit à propos de la symptomatologie. Nous ne voulons pas donner ici une description détaillée des lésions de la méningite tuberculeuse. Tous les traités classiques, le travail si important de M. Cornil, en 1868, sur la siège et la constitution des granulations dans les méninges, les mémoires de MM. Hayem, Rendu et Chantemesse, forment un travail d'ensemble assez complet sur la question d'anatomie pathologique proprement dite.

Nous tenons tout simplement à rapporter ici ce que les autopsies ont pu nous apprendre. M. Artaud a bien voulu examiner, au laboratoire de physiologie du Muséum, les pièces relatives à deux des autopsies consignées à la suite de nos observations et nous donner le résultat de ses recherches tant au point de vue des altérations constatées qu'à celui de la disposition des bacilles autour des vaisseaux. Ses recherches n'ont fait d'ailleurs que confirmer les recherches antérieures de M. Chantemesse ou de M. le professeur Cornil.

En certains points ou même dans certains cas de méningite tuberculeuse observés on a affaire seulement à de la tuberculose méningée et non à de la méningite tuberculeuse proprement dite. La substance corticale sous-jacente peut être alors légèrement congestionnée mais n'offre aucune altération sérieuse. C'est ce qui arrive dans les cas qui ont eu une évolution rapide.

Les méninges ne sont alors nullement adhérentes à la substance corticale et les symptômes observés sont sous la dépendance des troubles circulatoires ou de l'exsudat épanché, ces deux phénomènes se trouvent le plus souvent d'ailleurs liés l'un à l'autre.

Dans d'autres cas, au contraire, on trouve en même temps de la suppuration et de l'adhérence des méninges à la substance corticale, soit sur certains points seulement de cette substance, ce qui est le plus fréquent, soit sur la presque totalité. La substance corticale présente alors des altérations plus ou moins prononcées que M. Chantemesse a étudiées avec un soin tout particulier. Le plus souvent cette substance est ramollie, diffluente. Les lésions gagnent souvent la substance médullaire. La pie-mère est très épaissie par places, très adhérente aux circonvolutions et la prolifération conjonctive de sa partie profonde se confond avec celle de la partie la plus superficielle de l'écorce.

Il existe une accumulation de petites cellules à la périphérie des vaisseaux qui sont souvent réunis et plongés au milieu de jeunes cellules. La paroi interne de ces vaisseaux présente parfois de l'endartérite. Le calibre de ceux-ci est ainsi souvent diminué. A côté des vaisseaux très altérés on en trouve qui ne présentent qu'un léger épaississement de leur tunique externe.

Nous laissons à M. Chantemesse la parole pour ce qui a trait aux altérations de l'encéphale : « Les lésions « cérébrales ressortissent aussi, bien dans la substance

« blanche que dans la substance grise, au processus in« flammatoire. Ce n'est pas de l'inflammation franche et « suppurative, mais de l'encéphalite subaiguë. Celle-ci a « son mode de distribution régi par les vaisseaux, de « telle sorte, qu'elle peut être très développée dans un « domaine vasculaire et beaucoup moins dans le do« maine voisin. Ce processus inflammatoire est, cepen« dant, bien inflammatoire et non nécrobiotique parce « que les lésions consistent en une tuméfaction des cel« lules de la névroglie qui se gonflent, présentent plu« sieurs noyaux, puis des vacuoles, finissent par disten« dre la cellule et la faire périr. Ainsi se forme un ra« mollissement inflammatoire. »

Nous nous rattachons entièrement aux idées de M. Chantemesse qui d'ailleurs a confirmé, en les complétant, des recherches antérieures de M. Hayem, et ainsi qu'il le fait observer avec raison, ici le ramollissement par nécrobiose ne tient pas une plus grande place. Le fait, anormal en apparence, tient à la lenteur de l'obstruction vasculaire, lenteur qui donne aux tissus le temps de s'habituer et d'être détruits par l'inflammation avant de l'être par la nécrobiose.

Pour ce qui a trait aux recherches microbiologiques, on trouvera dans le livre de Cornil et Babès (2e édition), toutes recherches les plus récentes sur la question exposées avec détail. Nous nous bornerons à la résumer ici et encore seulement parce que les recherches de M. Artaud sur les méningites de nos malades autopsiés ont absolument été conformes comme résultats aux recherches des auteurs.

Les coupes perpendiculaires à la surface de circonvolution, comprenant l'arachnoïde et la pie-mère, et colorées par le procédé d'Ehrlich, montrent très nettement l'existence des bacilles autour des vaisseaux dans leur paroi et dans leur contenu.

Dans un des faits de méningite tuberculeuse observés par M. Cornil il existait des cellules géantes en assez grande quantité dans les ilots tuberculeux périvasculaires, alors que la présence de ces cellules est très rare dans la tuberculose des méninges. Les bacilles très nombreux siégeaient dans le tissu des nodules tuberculeux, et dans les cellules géantes.

On trouve, en même temps que les bacilles et dans les mêmes points, des grains ronds qui se colorent comme les bâtonnets.

Enfin, Cornil et Babès ont rencontré un grand nombre de bacilles dans une méningite tuberculeuse à son début.

Le Dr Guarnevi a également constaté l'infiltration par des bacilles des tuniques des artérioles de la pie-mère et de la fibrine qui les oblitère.

Les planches de l'ouvrage précité concernant la dispositions des bacilles dans les tubercules des méninges, donnent de toutes ces altérations une idée des plus précises, grâce à leur parfaite netteté et elles nous ont permis, malgré notre peu d'expérience en pareille matière, de concevoir les faits signalés aussi clairement que possible.

DIFFICULTÉS DU DIAGNOSTIC

C'est le seul point sur lequel nous tenons à insister. Le diagnostic sera établi par l'étude attentive des symptômes que nous avons signalés et par les particularités qu'ils présentent. La constance et la violence de la céphalalgie, la raideur des muscles du cou et de la nuque, les phénomènes oculo-pupillaires ou bien au contraire la lenteur du pouls, l'irrégularité de la respiration, ses temps d'arrêt seraient les guides les plus fidèles.

Si l'on croit à une méningite qui n'existe pas comme dans le cas d'accidents hystériques, le mal n'est pas grand. Si le médecin a porté un pronostic fatal, sa réputation pourra en souffrir ; s'il a fait espérer la guérison on pourra le prendre, à tort malheureusement, pour un grand médecin. L'essentiel est que le malade n'ait pas eu à souffrir.

On devra surtout et toujours songer à des accidents syphilitiques et pour lever tous les doutes, instituer dans tous les cas, à titre d'essai, le traitement spécifique. Nous avons vu un malade guérir grâce à ce traitement, alors que tout le monde croyait se trouver en face d'une méningo-encéphalite tuberculeuse.

On devra se défier de tout état gastrique ou gastro-intestinal qui, avec des phénomènes généraux assez graves, ne se montre pas comme appartenant à une fièvre typhoïde, et dans notre observation n° 2, on aurait pu à tort porter un pronostic bénin, sans un examen un peu attentif, qui permettait de trouver bientôt des symptômes tout à fait anormaux.

PRONOSTIC ET TRAITEMENT

Chapitre bien court et bien peu rassurant. La méningite tuberculeuse de l'adulte, de même que celle du nouveau-né et celle de l'enfant, présente une terminaison presque nécessairemement fatale. C'est le seul point qui les unit toujours.

Dans son traité de la Granulie, M. Empis rapporte un exemple de guérison d'une tuberculose aiguë généralisée avec accidents méningés. Ces guérisons, si toutefois elles sont possibles, sont, dans tous les cas bien souvent passagères, et plus souvent elles ne sont que de simples rémissions prolongées plus ou moins longtemps. Ce sombre pronostic rend le traitement malheureusement bien simple. A l'intérieur potion bromo-iodée; chloral contre le délire.

A l'extérieur, applications sur la tête d'une vessie ou d'un bonnet de glace. Révulsifs puissants; vésicatoire; pommade à l'iodoforme.

En somme, il importe de lutter et d'essayer dans tous les cas le traitement spécifique, mercure et iodure de potassium, pour se trouver au moins en règle avec sa conscience; car on peut, surtout en fait d'accidents cérébraux, toujours se tromper même dans les cas les plus nets et les plus précis.

Paris. — Typ. A. PARENT, A. DAVY, succ., imp. de la Faculté de médecine, 52, rue Madame et rue Corneille, 3

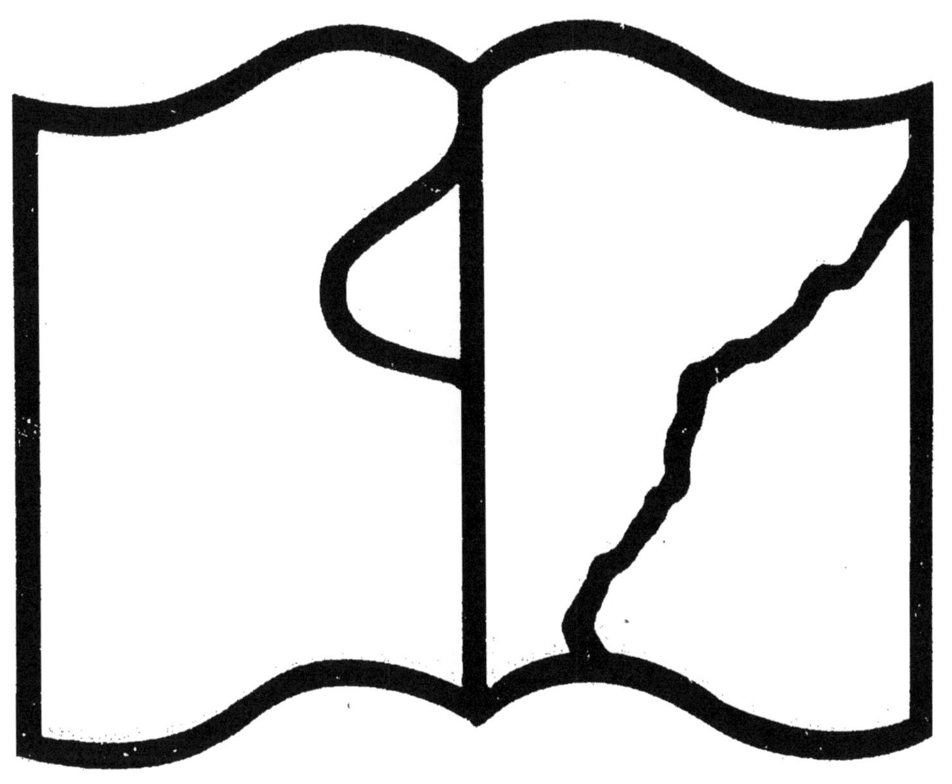

Texte détérioré — reliure défectueuse

NF Z 43-120-11

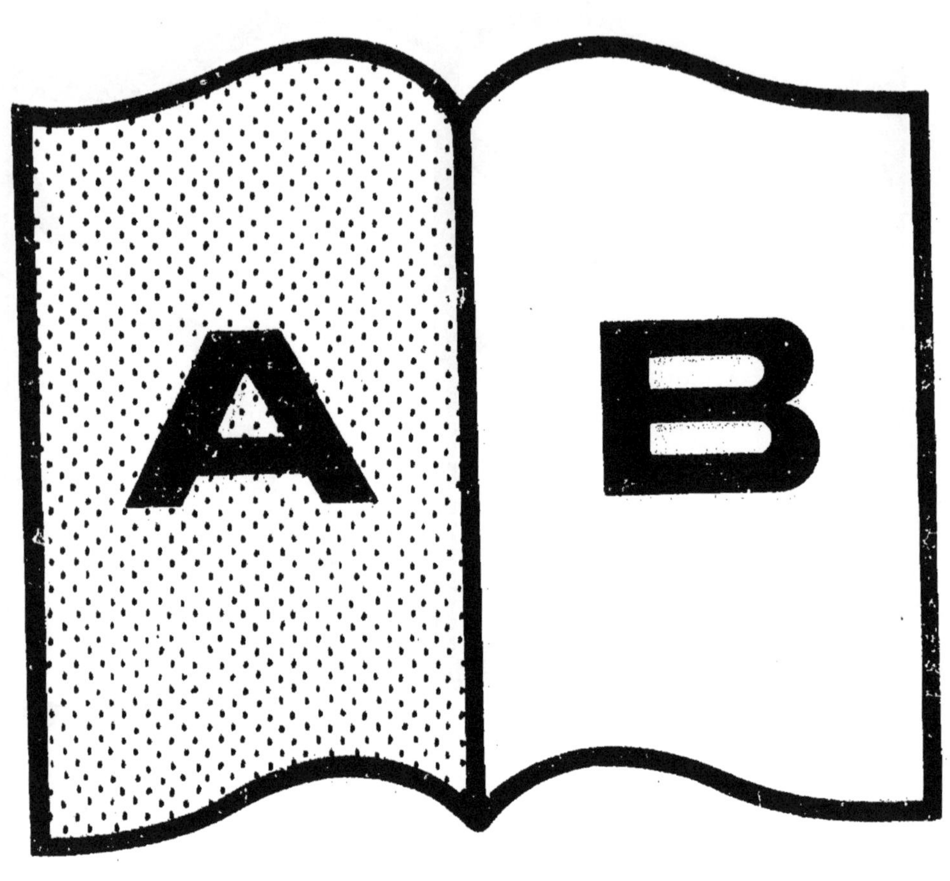

Contraste insuffisant

NF Z 43-120-14

www.ingramcontent.com/pod-product-compliance
Ingram Content Group UK Ltd.
Pitfield, Milton Keynes, MK11 3LW, UK
UKHW020419230726
13925UKWH00004B/1519